# Mémoire

SUR

# L'ÉPIDÉMIE DE FIÈVRE TYPHOÏDE,

QUI A RÉGNÉ

DANS UNE PARTIE DU CANTON DE MONTIGNY-SUR-AUBE (COTE-D'OR),
PENDANT L'ANNÉE 1847.

## Par Achille CÉSAR,

Docteur de la Faculté de Médecine de Paris, résidant à Belan-sur-Ource
( Côte-d'Or ).

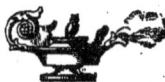

# A CHATILLON-SUR-SEINE,

CHEZ Ferdinand LEBEUF, IMPRIMEUR-LIBRAIRE.

—

1848.

# AVANT PROPOS.

Mon intention est de livrer les résultats de mes observations sur la fièvre typhoïde qui a ravagé le canton.

Je n'accepte ni ne récuse aucune supériorité ni infériorité avec mes confrères de la ville, quoique, sans aucune provocation, l'un d'entr'eux ait eu l'impudence de dire qu'il ne voulait pas se trouver en consultation, ni s'exposer à être mis en ligne avec un médecin de campagne. J'ai la conviction que j'ai livré mon temps, mes capacités, mes soins et ma santé pour le bien public, avec autant de sagacité que qui que ce soit.

Mon confrère, M. le docteur Lambert, de Montigny, m'a mis à même de jeter un coup-d'œil sur l'autre partie du canton où se sont propagées des fièvres semblables. Qu'il reçoive ici un juste tribut de ma confraternité.

## 1848

# Au docteur Lambert, de Montigny,

## Médecin des Épidémies du canton.

MON CHER CONFRÈRE,

Je vous avais promis un rapport sur l'épidémie que vous avez bien voulu venir visiter quelquefois avec moi ; je vous l'envoie.

Vous savez quel soin j'ai mis à prendre mes notes, au lit de chaque malade, ce qui n'était pas un petit travail.

Je regrette de n'avoir pas pu travailler, en commun avec vous, à la rédaction de ce présent mémoire ; il n'eût pu qu'y gagner, sans doute, pour l'érudition et l'appréciation des faits. Mais l'éloignement ne nous eût pas permis la discussion sur les points qui eussent pu vous sembler propres à la controverse, et puis, vous le savez, mon cher, cuique suum ; je me plierais difficilement à la manière de voir d'un autre.

Acceptez donc l'hommage que je vous fais de mon ouvrage, et croyez-moi votre tout dévoué confrère et ami.

ACHILLE CÉSAR, D.-M. P.,

# MÉMOIRE

## SUR L'ÉPIDÉMIE DE FIÈVRE TYPHOIDE

### QUI A SÉVI SUR LE CANTON DE MONTIGNY-SUR-AUBE.

L'observation est la clé de la science
médicale.

Placé dans les conditions les plus favorables pour observer l'épidémie qui vient d'avoir lieu, j'ai apporté tous mes soins à en saisir l'invasion, le début, la marche, les nuances diverses, et les modifications importantes que ses divers caractères ont dû apporter sur la thérapeutique.

Depuis douze ans, à peine si, d'une année à l'autre, quelques cas de fièvre typhoïde se sont offerts dans ma pratique; bien peu de jalons me traçaient donc ma route sur cette mer de l'écueil des plus grands praticiens.

L'étude, le jugement, l'observation de mes années d'études? C'est beaucoup, sans doute; mais, pour qui a suivi un peu assidument les savantes leçons de MM. Bouillaud, Chomel, Andral, Louis, Gendrin, n'est-il pas parfaitement acquis à la science que, par les traitements les plus opposés, la thérapeutique la plus essentiellement contraire, en apparence, chacun de ces professeurs arrive à des résultats impossibles par le raisonnement, mais prouvés par des faits? C'est cette diversité de succès qui a conduit M. Andral, l'un de nos plus éminents praticiens, professeur hors ligne, à cet ecclectisme éclairé qui concilie toutes les opinions, empruntant à chacun de ses illustres confrères certaines parties avérées de leur doctrine, discutant les douteuses, et rejetant celles qui manquent de preuves ou d'authenticité.

Ne nous a-t-il pas été donné de voir, avec MM. Chomel et Andral, des fièvres typhoïdes développées avec tout ce cortège de symptômes qui rendent cette fièvre si évidente et si redoutable, n'offrir à la nécropsie aucune altération appréciable à l'œil, dans toute l'étendue du canal intestinal, ni sur les plaques de Payer, ni sur les glandes de Brunner ? N'est-il pas de la dernière évidence que l'exanthème intestinal ne peut pas être reconnu comme la seule et unique cause de la fièvre typhoïde.

Et ces faits existent, bien contrôlés, bien observés, bien authentiques ; ce sont des faits, et rien n'est brutal comme un fait.

L'exanthème intestinal, si souvent, j'allais dire si constamment reconnu, varie encore par un millier de formes, sans qu'aucune de ces formes soit en rapport constant avec la série des symptômes observés pendant la vie. Quelquefois 60, 80 ulcérations intestinales existent, et le malade ne succombe qu'à un écart de régime, après n'avoir présenté qu'un groupe de symptômes légers, n'offrant aucun rapport avec la confluence interne, quand, d'autres fois, une seule ou deux ulcérations intestinales ont accompagné une série de symptômes formidables.

Une épidémie, en rassemblant, dans un temps donné, un certain nombre de faits, est bien propre à former, à asseoir un jugement sur cette maladie, *caméléon* à nuances insaisissables.

Mais chaque épidémie apporte avec elle son cachet qu'elle applique, inconsidérée, non-seulement sur les faits qui constituent l'épidémie, mais encore sur la généralité des affections toutes différentes qui vont se manifester pendant son apparition et sa manifestation.

Ce cachet est déjà un point différentiel, un point de dissidence, une route, une marche différente que va affecter l'épidémie ; c'est une modification conséquente, forcée dans la thérapeutique.

Je me bornerai à être l'historien de l'épidémie qui vient d'avoir lieu, gardant la liberté de coordonner, grouper, séparer les faits dont je ne fatiguerai pas l'attention, et choisissant mon exposition où et comme bon me semblera.

Je n'ai été appelé à porter mon attention, que dans un rayon assez resserré de l'arrondissement ; mais la bonté et la complaisance de mon confrère, le docteur Lambert, de Montigny, m'ont mis à même de jeter un coup-d'œil dans tout le rayon de notre canton.

Des divers villages qu'a envahis l'épidémie, Brion, qui a été le plus maltraité, est situé dans le vallon de l'Ource, à 4 kilomètres environ des montagnes, généralement boisées à leur sommet. Le village est traversé par une rivière coulant du midi au nord, sujette à des débordements qui ont eu lieu à plusieurs reprises, à la fin de l'hiver. Le cimetière est dans le village, autour de l'église, à l'ouest du village, et sur une hauteur. Une fabrique de laines occupe environ une centaine de personnes; une certaine aisance règne dans le pays, entièrement construit en pierre, couvert en pierre (dite lave).

Belan, situé dans la même vallée de l'Ource, est plus rapproché des montagnes qui s'élèvent à l'ouest, boisées, et le versant couvert de vignes, découvert de tous les autres côtés. La rivière côtoie le village, au levant; elle a débordé fréquemment, surtout à la fin de l'hiver. A l'est du village, existe un ancien emplacement de marais, encore couvert d'eau en hiver, mais cultivé, depuis une vingtaine d'années. Il n'existe que très-peu ou point de fièvres intermittentes; deux fabriques de laines occupent environ deux cents ouvriers; les maisons sont en pierre, couvertes en lave.

Thoires, tout petit village, à l'ouest des montagnes boisées en sapins et chênes, est bâti au pied de la montagne, des sources jaillissent abondantes, au milieu du village; l'Ource coule à l'ouest du village, dans toute sa longueur. Les maisons sont petites et mal bâties, les eaux, bandées par deux moulins, couvrent fort souvent le pays; l'eau est toujours dans le pays, les sources coulent continuellement dans la rue principale, les rues sont mal entretenues. Il n'existe point de fièvre intermittente. Une fabrique de laine occupe quelques ouvriers.

Plusieurs villages ont ressenti la malignité de l'épidémie, mais à des degrés différents.

Il n'y a rien de bien remarquable dans l'exposition : le village le plus maltraité (Brion) est dans un vallon, les autres sont abrités qui au nord, qui au midi, qui à l'ouest.

Les villages sont dans l'aisance, assez bien bâtis, propres et construits en pierre. L'Ource, qui les traverse, déborde fréquemment et régulièrement une, deux ou trois fois chaque hiver, pour couvrir toute la prairie. Cette année, il y a eu deux crues d'eau extraordinaires au printemps et à la fin de l'hiver. Il n'y a, cependant, point de fièvres intermittentes, quoique chaque village se trouve entouré de quelques centaines d'hectares de marais défrichés depuis vingt ans seulement, maintenant parfaitement assainis et cultivés en chenevières, mais encore couverts d'eau tous les hivers; chaque parcelle de terrain séparée par un fossé plein d'eau forcément stagnante, qui s'évapore encore souvent l'été. Il reste encore quelques hectares de marais desséchés pendant les chaleurs, mais qui, en temps de pluie, pourraient laisser enfoncer un homme jusqu'à la ceinture. Les cimetières, généralement trop petits, sont encore autour de l'église, au milieu du pays.

# MARCHE.

*Licet nos omninò fugiat, in quo situm sit cujusque partis vitium, et cujusque morbi natura : observamus tamen quod suum cuique typum habeant, certos pariter crescendi, decrescendique leges sive periodos definitos et constantes.*

(BAGLIVI. Praxeos medicæ, liber I, § 6.)

·J'ai renvoyé à l'article du traitement les considérations qui en étaient inséparables. Il est clair que le traitement devait être modifié par la marche de la maladie.

Mais il y a un type auquel on peut rattacher, sinon la généralité, au moins la grande majorité des cas qui ont été soumis à notre observation.

La fièvre a toujours débuté sourdement ; il a toujours été très-difficile de désigner le jour où avait commencé la maladie : dans la grande majorité des cas, il m'a été possible de faire remonter à une quinzaine de jours les premières atteintes du mal, qui consistaient toujours en une diminution de l'appétit et une déperdition des forces ; après quelques jours, les jambes manquaient, et le malade éprouvait quelqu'ennui ; enfin, environ quinze jours après ces prodrômes, survenait un frisson qui durait de un quart d'heure à deux heures, sans que la durée pût rien pronostiquer de la gravité de la maladie. Le frisson revenait quelquefois deux à trois jours de suite, à heure indéterminée. Le pouls, à cette époque, n'éprouvait encore aucune influence ; mais l'appétit disparaissait, la langue devenait blanche ; apparaissaient quelques envies de vomir, des douleurs de ventre, quelquefois d'estomac. Constamment j'ai vu de la céphalalgie sus-orbitaire au début, et c'est tout au plus si, sur les deux cent trente-cinq cas qui se sont adressés à moi, onze ont conservé leur mal de tête plus de quatre à cinq jours. A partir de ce moment, le pouls devenait caractéristique de la gravité de la maladie : j'établirai plus tard le pronostic des modifications du pouls, car c'est un des signes qui ont le moins failli à la justesse de mon appréciation.

En général, le rythme le plus grave était un pouls élevé et intermittent ; on pouvait compter 3, 4, 5 et 6 pulsations, puis un temps qui manquait.

Un autre rythme encore fort grave était un pouls élevé, petit, facile à déprimer, mais augmentant de force par la pression et donnant de 120 à 160 par minute.

Le pouls a été 187 fois dicrote au début, et restait ainsi pendant huit, dix, douze jours ordinairement. Constamment un ou plusieurs épistaxis accompagnaient cet état du pouls : sept fois seulement, j'ai vu manquer l'épistaxis avec le pouls dicrote ; neuf fois le pouls est resté dicrote, depuis le commencement jusqu'à la fin de la maladie, et c'était seulement pendant les trois à quatre premiers jours qu'avaient lieu les épistaxis ; deux fois les épistaxis sont survenus vers les derniers jours de la maladie. Je n'ai pas eu une seule fois d'épistaxis, sans que le pouls ait été dicrote. C'est pendant le 1er septenaire qu'ont eu lieu les épistaxis, sans avoir pu remarquer aucune coïncidence entre les diverses phases de la maladie et les jours appelés critiques. Cependant, la fièvre typhoïde a eu une marche bien évidente, bien marquée par septenaires ; c'est ce qui me servira de cadre pour en tracer la marche la plus commune. Chaque fois que quelque dérogation s'est produite dans l'ordre d'apparition des symptômes, chaque fois j'ai pu constater une modification plus ou moins malheureuse dans les résultats. Je tiens particulièrement à ce fait, il a été constant. Ainsi :

1er *Septenaire,* après les accidents prodromiques ayant duré de dix, douze à quinze jours. — Teint pâle pathognomonique de l'ovale inférieur du visage.

Céphalalgie sus-orbitaire. — Tintement d'oreilles, lassitudes, quelquefois vertiges ; frissons, chaleur de la peau. Pouls, tantôt dicrote, tantôt élevé depuis 90 à 120 ; tantôt très-bas, de 50 à 40, quelquefois 35. Epistaxis ayant toujours coïncidé avec un état dicrote du pouls. Langue blanche, quelquefois rouge, ordinairement fendillée et sèche. Dents sèches, couleur de plomb ; gencives constamment enduites de mucosités blanches. Dégoûts, nausées, quelques vomissements. Haleine, appelée typhoïque. Douleurs d'estomac, de ventre, *gargouillement* manquant rarement, tantôt à droite, tantôt à gauche, très-rarement des taches rosées. Selles toujours liquides au début, jaunes, souvent fétides, huileuses, plus ou moins fréquentes, de quatre à six pour vingt-quatre heures ; d'autres fois de six à douze, toujours volontaires. Rien du côté de la poitrine, ni de la respiration, onze malades seulement ayant présenté en avant un râle sibilant. Stupeur, décomposition des traits, prostration, perte du sommeil ; chez la femme, apparition des règles même de quinze jours avant l'époque, pendant les deux ou trois premiers jours.

2me *Septenaire.* — Augmentation de la stupeur et de la prostration. Le sommeil revient le plus généralement et devient profond, quelquefois contìnuel. Le pouls a acquis son summum d'intensité. Il n'y a plus ou rarement d'epistaxis, encore sont-ils de quelques gouttes seulement. La langue et les gencives sont fuligineuses, la langue est quelquefois profondément fendillée, les dents noires, ainsi que toute la bouche, les lèvres sont glutineuses, la langue reste oubliée sur les lèvres; la surdité, survenue au début, acquiert sa plus grande force à la fin; le malade répond difficilement aux questions qui lui sont adressées.

La poitrine, l'épigastre et le ventre se couvrent de taches rosées qui varient dans leur éruption pour le nombre et la largeur des taches; la confluence n'offre pas de rapports marqués avec l'intensité de la maladie. Le plus fréquemment, l'éruption, vers la moitié ou la fin du deuxième septenaire, est le signal d'un amendement favorable dans les symptômes généraux. L'appétit est toujours nul, il y a quelques vomissements, tantôt glaireux, tantôt bilieux. Plus des deux tiers des cas offrent en avant des deux côtés du râle sibilant, et une toux avec ou sans expectoration; quelquefois frémissement musculaire, soubresaut des tendons, délire. La stupeur, la prostration continuent et acquièrent une grande intensité.

5ᵐᵉ *Septenaire.* — Il se lie intimement au second, mais déjà le sommeil, la surdité, la stupeur éprouvent de grandes modifications. Le pouls est toujours élevé, sans rémittence marquée. Vers le commencement, apparaissent les sudamina qui, en génénal, ont été nombreux, et ont manqué 67 fois sur 255, sans que leur apparition ait été défavorable pour le pronostic : quelquefois, mais rarement, ils couvraient tout le corps et les membres. Les symptômes généraux de la maladie continuaient avec la même intensité, jusqu'à la fin du troisième septenaire. A cette époque, existait un temps bien marqué d'arrêt dans le développement de la fièvre. Ce vingt et unième jour *bon* était suivi d'autres semblables, et la convalescence se prononçait franchement à compter de ce jour, c'était dans la majorité des cas. Quelquefois les symptômes persistaient jusqu'au vingt-huitième jour pour amener la convalescence, d'autres fois, le vingt et unième jour après avoir été bon, il arrivait deux ou trois mauvais jours, la convalescence était renvoyée alors, vers la fin de la sixième semaine, ou vers le sixième septenaire; deux fois la maladie a marché jusqu'au onzième septenaire, se terminant une fois bien, après soixante-dix jours de diète et de maladie, une autre fois mal, après que le corps eut été couvert pendant quinze jours de pétichies larges et nombreuses.

Mais, le vingt et unième jour était-il mauvais ? les symptômes prenaient une forme qui faisait présager la terminaison de la maladie ; cette série de symptômes commençait quelquefois à la fin du second septenaire, pour ne pas même atteindre la fin du troisième ; les yeux se renversaient, le délire devenait plus fréquent, le malade ne répondait plus aux questions qui lui étaient adressées ; la pupille devenait insensible à la lumière, la langue tremblante et glutineuse ne pouvait quelquefois pas sortir de la bouche, ou bien n'y voulait plus rentrer ; des vomissements de matière verdâtre survenaient, apparaissait une énorme confluence de sudamina ; le ventre était tendu, ballonné ; les selles involontaires, fétides et fréquentes, quelquefois nulles, quelquefois remplies de sang. Le malade relevait ou découvrait ses jambes, il y avait soubresaut des tendons ; carphologie ; enfin, arrivaient le coma et le carus qui venaient terminer cette épouvantable scène.

La fièvre typhoïde a été assez de fois décrite dans les auteurs, sans vouloir y revenir. Nous nous bornerons à diviser en quatre groupes les observations qui nous ont été soumises, en donnant, en tête de chaque groupe, une observation détaillée et circonstanciée. Nous verrons combien chacun des groupes se rapproche de ceux donnés par les anciens, dans leurs classifications des fièvres essentielles.

---

## I<sup>re</sup> FORME.

### FIÈVRE ATAXIQUE.

---

*Fièvre typhoïde des auteurs.*

---

#### 1<sup>re</sup> OBSERVATION.

F. Sau..., demoiselle, 18 ans, couturière, tempérament sanguin prononcé, constitution bonne, réglée à 16 ans, malade depuis une huitaine de jours, réglée les trois premiers jours. Au début, frissons ayant apparu, trois jours de suite, à des heures différentes, et durant seulement 1/2 heure, même moins.

Céphalalgie violente sus-orbitaire, tintement des oreilles, étourdissements, lassitudes générales.

2.

1ᵉʳ Jour. — *Examen*. — Couchée depuis huit jours, la malade est dans un état de stupeur prononcé, teinte pâle de l'ovale inférieur du visage, yeux rouges et brillants, dessous du nez d'un blanc livide, céphalalgie sus-orbitaire, tintement des oreilles, étourdissements, nuages devant les yeux, brisement des membres, douleurs des reins.

*Digestion*. — Gencives, langue, dents, comme à l'état habituel, point de vomissements, point de douleurs dans l'épigastre ni le ventre, selles non modifiées, urines jaunes, claires.

*Respiration*. — Râle sibilant en avant, rien en arrière, peu ou point de toux, point de crachats.

*Circulation*. — Pouls 90 dicrote, dur et plein; point de frissons, point de sueurs. La station est impossible. La malade répond bien et librement à toutes les questions. Rien du côté des sens. Sommeil nul.

*Traitement*. — Une saignée de 400 grammes, pédiluves synapisés, tisanes émollientes, diète.

2ᵉ Jour. — La céphalalgie continue, les lassitudes, rien n'est changé; le pouls seulement est à 102. Le sang de la saignée a peu de sérosité, un caillot diffluent, mais occupant les 5/6 du vase; point de couenne.

Une seconde saignée de 400 grammes.

3ᵉ Jour. — Deux épistaxis d'un demi-verre chaque, à une heure de distance dans la nuit; agitation continuelle, pouls dicrote 120. La figure est toujours rouge. La céphalalgie a diminué, langue blanche et épaisse, point de taches.

Un verre d'eau de Sedlitz, le matin; six sangsues aux chevilles.

4ᵉ Jour. — Céphalalgie disparaît. Deux épistaxis d'un verre. Délire par moments, langue grise; léger gargouillement à droite, point de taches. Selles, deux en diarrhée, jaunes et huileuses. Ventre un peu tendu.

Un verre d'eau de Sedlitz, cataplasmes sur le ventre, deux lavements émollients, laines camphrées sur le ventre, boissons froides.

5ᵉ Jour. — Plus de mal de tête, la malade répond toujours bien aux questions, délire, la nuit point de sommeil. Agitation, soubresauts légers des tendons. Taches rosées lenticulaires, 30 à 40; gargouillements plus étendus, quatre selles, langue noire et sèche et dents fuligineuses. Ventre météorisé. Pouls 130.

Deux vésicatoires aux jambes; eau de Sedlitz, un verre; tisane en citron et sirop de groseilles, le reste *ut suprà*.

6ᵉ Jour. — *Idem.*

7ᵉ, 8ᵉ ᴇᴛ 9ᵉ Jours. — Un épistaxis le 8. Pouls petit, filiforme, de 130 à 140. Traitement *ut suprà.*

10ᵉ ᴇᴛ 11ᵉ Jours. — Sommeil mauvais, toux et râle sibilant augmenté, respiration précipitée, langue et dents noires et gluantes, parole difficile, surdité complète, agitation, délire, chants, soubresauts des tendons, carphologie; la malade se découvre continuellement, veut se lever, sudamina extrêmement confluents sur le corps et les membres; quelques vésicules ont la largeur d'une lentille; selles, huit, extrêmement fétides. Pouls petit, misérable; vomissements, deux de nature verdâtre, sans beaucoup d'efforts; une selle de caillots noirs.

A partir de ce temps, jusqu'à la mort qui arrive quatre jours après, la malade ne prend plus ni boissons ni lavements; elle est dans un assoupissement toujours croissant, passant du coma au carus; encore deux selles remplies de sang. La carphologie continue, les soubresauts des tendons sont de plus en plus violents, et la malade meurt sans secousse, dans un moment de tranquillité.

*Nombre des cas ayant de l'identité avec le précédent.*

100 cas,        9 morts;        1 sur 12 4/9.

---

## IIᵐᵉ FORME.

### FIÈVRE ADYNAMIQUE.

---

### 2ᵐᵉ Observation.

P..., 55 ans, trieur, constitution moyenne, tempérament lymphatique, a eu quelques maladies syphilitiques. Il y a trois semaines, une conjonctivite aiguë, avec boursoufflement de la conjonctive cornéale qui a cédé à des collyres au nitrate d'argent, un gramme pour un gramme d'eau.

Tombe malade, le 11 mai, se plaint de lassitude générale, courbature, céphalalgie légère, stupeur, pâleur verdâtre, prostration, pouls 65 large. Six sangsues aux pieds, diète, un verre d'eau de Sedlitz.

La céphalalgie disparaît, cet état continue, ainsi que toutes les douleurs, lassitudes, etc.

1ᵉʳ Juin. — Le malade ne se plaint de rien, seulement l'affaiblissement est plus marqué, ainsi que la stupeur. Il se plaint seulement de ne pouvoir se moucher ; météorisme du ventre, selles involontaires et liquides, deux par jour; inappétence complète. Respiration stertoreuse, résolution des membres, pouls 60. Soubresaut des tendons, langue sèche, noire, ne pouvant sortir de la bouche; souffle très-fétide, grincement des dents, carphologie, coma, stupeur, délire léger.

9 Juin. — Mort, après avoir passé graduellement par une série de symptômes nerveux de plus en plus prononcés, mais toujours très-légers, intelligence conservée jusqu'à la fin, paralysie de la vessie, agonie de huit heures. Mort le vingt-huitième jour.

*Nombre des cas identiques à celui précité.*

28 cas,     3 morts ;     1 sur 9 1/3.

---

### IIIᵐᵉ FORME.

*Fièvre maligne des auteurs.*

---

#### PREMIER GROUPE. — FORME ATAXIQUE.

---

### 3ᵐᵉ Observation.

B., contre-maître, 32 ans, tempérament sanguin, constitution bonne et forte.

S'est mis à l'eau pour pêcher, a eu froid, un frisson de quatre heures, puis il a continué son travail sans s'apercevoir de rien pendant cinq jours.

Au bout de ce temps, il éprouve de vagues inquiétudes, des lassitudes générales, l'appétit diminue légèrement. Il m'appelle.

*Examen.* — 25 Mai. — B. est debout. La figure offre une teinte pâle de l'ovale inférieur du visage. Un peu de céphalalgie, lassitudes. Un facies hyppocratique très-caractérisé. Rien du côté de la digestion, de la respiration, des sécrétions ni de l'innervation, si ce n'est que pendant la consultation il éprouve le besoin de se jeter sur son lit. Pouls à 65, régulier, normal.

*Traitement.* — Six sangsues aux chevilles, un verre d'eau de Sedlitz, diète, repos, selles régulières.

Du 25 au 30. — Même état, la céphalalgie même a cessé, ce qui n'empêche pas de porter un pronostic défavorable. Le facies est resté hyppocratique. La face est grippée. Le malade demande cependant à manger ; mais il ne mange pas, sur mon refus. Pouls 70.

Le 30. — Tout-à-coup violent épistaxis, stupeur, langue et dents noires, serrées ; délire, gargouillement, regard hébété, pouls 110. Râle sibilant très-étendu dans toute la poitrine, en avant et en arrière. Consultation avec un confrère, le docteur Amyot, qui, croyant reconnaître quelque rémittence, conseille soixante centigrammes de sulfate de quinine. Vésicatoires aux jambes, vésicatoires volants sur la poitrine, au nombre de six.

1er Juin. — Le râle sibilant devient de plus en plus étendu. Le malade semble, en respirant, être atteint d'un œdème de la glotte.

Le 2. — Délire, soubresaut des tendons, carphologie, agitation, insomnie.

Le malade meurt le 7, sans connaissance, après trois jours d'une agonie désespérante.

## DEUXIÈME GROUPE. — FORME ADYNAMIQUE.

### 4me Observation.

L. C., 16 ans, constitution molle et faible, tempérament éminemment lymphatique, non réglée, maladive habituellement, malade seulement depuis deux ou trois jours.

Lassitudes générales, point de frissons ; langue et gencives pâles, douleurs d'estomac. Ventre souple, point de taches, point de gargouillements. Céphalalgie légère, nuage devant les yeux. Assoupissement. Délire dès le commencement.

Appelé le 15. — Pouls 140, figure pâle, yeux cernés, abattus et entourés d'une aréole brune-mate, céphalalgie, surdité, nuages devant les yeux, vertiges, étourdissements. Station impossible. Langue légèrement rouge, sèche. Plaintes de temps en temps. Un vomissement de matières glaireuses.

Une saignée de pied de 500 grammes environ. Pronostic inévitablement mortel.

16. — Stupeur, assoupissement. Délire , surdité , obscurcissement de la vue. Pouls 140. Ventre gros, ballonné, gargouillement très-étendu à droite. Deux selles liquides. Dents et langue visqueuses et fuligineuses ; peau légèrement froide.

Frictions camphrées, quatre lavements émollients. Vésicatoires aux jambes, huit sangsues au bas-ventre.

17. — Soubresaut des tendons. Pouls 140. Déglutition continuelle , surdité, yeux renversés, dents et gencives fuligineuses, souffle typhoïque, respiration stertoreuse, coma, ventre souple, gargouillement à droite, carphologie, jambes relevées.

Synapismes d'heure en heure, le reste ut suprà.

18. — Pouls 150 à 160, filiforme, petit ; rougeur de la figure , pupilles dilatées, yeux renversés , surdité, mâchoires serrées, respiration fréquente , stertoreuse, plaintes continuelles, convulsion des muscles de la face , grincement des dents, ventre souple, gargouillement, la jambe gauche est toujours en mouvement, jambe droite et bras droit presqu'insensibles. La malade meurt, le soir, après cinq jours de maladie.

### 5ᵐᵉ Observation.

H. Denis, 12 ans, constitution forte, tempérament lymphatique, non réglée, malade depuis deux jours , lassitudes générales , céphalalgie , trois vomissements, langue ordinaire, ventre souple. Pouls 130. Deux taches pétéchiales au coin de l'œil droit, figure hyppocratique.

Quatre sangsues aux chevilles, cataplasmes synapisés.

13. — MM. Bourée et Lambert, médecins délégués par M. le Sous-Préfet, se trouvent à Belan, je leur fais voir la malade que je voyais pour la deuxième fois, et je leur annonce que je regarde ce cas comme un des plus graves qu'il me soit donné d'avoir dans mon service.

Je base mon pronostic sur le pouls qui est à 120, sur des taches pétéchiales, et sur l'expression de la figure.

On convient de donner un verre d'eau de Sedlitz tous les matins [1].

---

[1] C'est ici le cas de placer une petite épisode qui fera voir tous les désagréments que peut avoir le médecin en temps d'épidémie, surtout quand il est entouré de personnes malveillantes.

MM. Bourée et Lambert ne jugèrent pas le cas aussi grave que moi, et le dirent à mon ami E....d. Par suite de la consultation qui eut lieu, il fut décidé que l'eau de Sedlitz était ce qu'il y avait de mieux à faire. Persuadé de la gravité du cas, aussitôt rentré chez moi, je fis un verre d'eau de Sedlitz

14 et 15. — La malade ne supporte pas l'eau de Sedlitz, vomissements trois à quatre par jour, langue belle, selles fréquentes, assoupissement, stupeur, coma, deux vésicatoires aux jambes.

16. — Yeux renversés, plaintes, cris, coma, perte de connaissance, vomissement bilieux, langue légèrement blanchâtre, ventre souple, point de gargouillement. Les taches pétéchiales augmentent en largeur.

17. — Râle sibilant occupant toute la partie antérieure de la poitrine, carphologie, soubresaut des tendons, trismus, respiration stertoreuse, râle trachéal. Yeux ternes et renversés.

Quatre vésicatoires volants sur la poitrine, synapismes, vésicatoires sur les bras, sulfate de quinine, dix centigrammes sur chaque vésicatoire des bras.

18. — Nuit assez bonne. Le jour, agitation, cris, plaintes continuelles, carphologie, soubresaut des tendons. Respiration longue, saccadée, diaphragmatique, suspirieuse, trachéale, augmentation des pétéchies sur les paupières, pouls intermittent, impossible à compter, ventre souple, sans taches ; morte à trois heures.

### TROISIÈME GROUPE. — FORME PUTRIDE.

*Fièvre putride des auteurs.*

#### 6ᵐᵉ OBSERVATION.

Lo...t H....l, à Mosson, 23 ans, garçon, constitution moyenne, tempérament lymphatique, atteint, depuis l'enfance, d'un favus pour lequel il a subi plusieurs traitements antérieurs, a eu plusieurs fièvres intermittentes [1].

que j'envoyai à la malade. Comme je l'avais prévu, la maladie fit des progrès rapides, et mon bienveillant ami E....d analysa le cas à sa manière, et dit : Oui, en effet, les médecins de l'épidémie avaient jugé le cas peu grave, mais ils avaient compté sans ce que M. César a envoyé à la malade aussitôt après leur départ.

[1] Entr'autres une céphalalgie atroce, il y a deux ans, pour laquelle son médecin habituel ainsi que plusieurs autres n'avaient su trouver aucun remède, et laquelle a cédé sous l'observation éclairée et profonde du docteur Gallereux qui a saisi une intermittence et administré le sulfate de quinine, et a enlevé la maladie, datant de trois mois, en trois jours de temps.

Malade depuis huit jours, lassitudes générales, douleurs de reins, frissons deux jours après.

Le 22 Juillet. — Il croit reconnaître et accuse une intermittence comme pour une fièvre tierce qu'il aurait eue il y a deux ans, la langue est peu chargée, le pouls peu élevé, 75. Le facies typhoïque. Légère céphalalgie, ouïe obtuse, yeux bons, appétit conservé, langue et dents à l'état ordinaire, point de sensibilité à l'épigastre ni au ventre. Selles nulles.

Tout en me mettant en garde contre la fièvre typhoïde dont je reconnais le malade atteint, j'apprécie le dire du malade, et donne une bouteille d'eau de Sedlitz, et soixante centigrammes de sulfate de quinine pris par cuillerée : deux avant l'accès.

Le 23. — Le malade a vomi abondamment avant l'administration du quinine ainsi qu'après, le pouls est plus élevé, la langue est un peu rouge, le reste *ut suprà*.

Douze sangsues à l'épigastre, cataplasmes émollients, diète, repos, tisane émolliente, deux lavements en eau de son.

24. — Pouls 90, vomissements répétés, verdâtres, peau chaude, langue blanche au milieu, rouge à la pointe, douleurs épigastriques et abdominales, point de gargouillement, éructation de gaz inodores.

Quinze sangsues à l'épigastre, le reste *ut suprà*.

26. — Douleur épigastrique moindre, coliques moindres, lavements suivis d'une selle, quatre épistaxis, vomissements quand le malade est couché sur le côté gauche, le malade pressent les vomissements qu'il éloigne en se couchant la tête basse et le corps incliné à droite, pouls 70, normal, peau fraîche, point de gargouillement, figure rouge, point de céphalalgie, sommeil long et profond, suivi d'une gorgée de matière verte à chaque réveil, vomie avec beaucoup d'efforts, soif nulle, langue blanche, gencives recouvertes d'un enduit blanc.

*Traitement.* — Diète, cataplasmes émollients sur l'épigastre, tisane avec eau d'orge, sirops de gomme, de groseille, de vinaigre, eau albumineuse, lavements albumineux, matin et soir, deux lavements émollients.

28. — Point de vomissements la veille, quatre, cette nuit, de matière verte mêlée d'un peu de sang en striées ; deux épistaxis, plus de douleurs à l'estomac ni à la tête, quelques-unes au ventre. Pouls 65, selles bonnes, deux à trois par jour, inappétence, insomnie, dégoût de toute tisane, ptyalisme abondant.

Six sangsues sur le côté droit du ventre, un verre d'eau de citrate de magnésie, trois lavements et cataplasmes émollients.

Le malade répand une odeur infecte, sa respiration est fétide; mais, en outre, les sueurs, les urines et les selles développent une odeur d'une fétidité insupportable. Le malade est entouré, par sa famille, des soins hygiéniques les plus éclairés.

30. — Quelques douleurs de ventre, gargouillement à droite très-prononcé, ptyalisme diminué, langue et gencives *ut suprà*, peau fraîche, pouls 65 à 70, les vomissements ont considérablement diminué, souffle fétide, miction pénible.

*Traitement.* — Douze sangsues à l'hypogastre conditionnellement, si les douleurs s'y concentrent; cataplasmes émollients, frictions opiacées et camphrées, lavements émollients, trois par jour.

1er Aout. — Les sangsues ont été appliquées, six; plus de douleurs nulle part, langue jaune et chargée, peau chaude, pouls 80, encore un vomissement, mictions difficiles hier, sont faciles; une épistaxis légère, deux vésicatoires aux mollets, le reste *ut suprà*.

3. — Une épistaxis, un vomissement jaune et vert, point de douleurs, mais prostration, stupeur, langue jaune et chargée, pouls 75, peau fraîche.

5. — Prostration, stupeur, grandes taches rosées, vingt à vingt-cinq; fétidité de tout le corps et de la respiration, un vomissement, délire léger, pouls petit, 80, dicrote.

7. — Pouls 90, dicrote; une épistaxis la nuit, exacerbation la nuit, prostration très-grande.

Quinine pour les vésicatoires.

8. — Un abcès à l'épigastre, pus noir d'une fétidité extrême, boueux, épais; une épistaxis, un vomissement, moins de stupeur, la parole est plus libre.

Quinine continuée, etc.

9 et 10. — Une épistaxis chaque jour.

12. — Ouvert un autre abcès du même genre, continuation d'une fétidité sans exemple.

14. — Ouvert deux abcès sur les parois abdominales, le pus toujours semblable, respiration horriblement fétide, il y a une épistaxis de quelques gouttes, chaque nuit.

16. — Selles fétides, quatre. Pouls 112, les taches rosées persistent toujours.

Quinquina en gargarisme et en tisane. Le malade n'en fait pas usage.

17. — Gencives, langue et dents à l'état normal tout-à-fait, violent accès

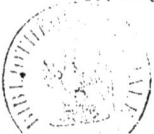

de frisson d'un quart-d'heure, pouls 90, une épistaxis, un vomissement, souffle moins fétide. J'annonce un abcès quelque part.

Lavement de quinquina, deux vésicatoires renouvelés.

18. — Apparition d'une parotidite à gauche, pouls 90.

19. — Ouverture de la parotidite, le pus est le même, boueux et fétide, s'écoulant très-difficilement.

25. — L'appétit est revenu, la parotidite a été vidée entièrement après avoir doublé de volume et causé de grandes douleurs; selles naturelles, plus de vomissement, plus de douleurs, pouls 100.

A cette époque, le père tombe malade. Le médecin ordinaire appelé voit naturellement le fils malade, déclare que jamais ces maladies, prises convenablement, ne duraient plus de 12 jours, entre ses mains, que le jeune homme n'a plus besoin de soins, qu'il ira mieux, et qu'au reste il le verra à chacun de ses voyages. Au bout de douze jours, le jeune homme meurt tout doucement.

Le médecin s'en console en disant que probablement le premier médecin appelé a donné des remèdes trop violents. Il continue à voir le père qui meurt au bout de six semaines, tout étonné de n'avoir pas été guéri au bout de douze jours.

*Nombre de cas identiques.*

25 cas, 8 morts; 1 sur 3 1/8.

---

## IVᵐᵉ FORME.

**FIÈVRE MUQUEUSE.**

---

### 7ᵐᵉ OBSERVATION.

V.... Po...t, mariée, 27 ans, tempérament bilieux, constitution moyenne, bien réglée ordinairement; malade depuis quatre jours, maux de tête, maux de jambes, diminution de l'appétit, pouls 80.

Rien du côté de la digestion, de la respiration, de la circulation, ni des sécrétions.

17 JUIN. — Appétit moindre, teinte pâle de l'ovale inférieur du visage,

langue sale, mauvaise, envies de vomir, douleurs de tête, gargouillement abdominal.

Douze sangsues aux masséters, cataplasmes émollients, limonade, diète.

18. — Quatre à cinq selles, pouls 80, rougeur de la face, langue sale et brune, appétit léger, souffle fétide, les règles sont survenues la nuit.

Tisane avec tilleul et oranger, diète, repos.

21. — Les règles ont duré trois jours, face rouge, céphalalgie légère, souffle typhoïque, langue blanche et sèche au milieu, humide et blanche sur les bords, les gencives et le palais couverts d'un enduit muqueux blanc et épais, peau chaude et visqueuse, soif nulle, envies de vomir, quinze à vingt selles liquides, fétides et écumeuses, quelques crachats sanguins, point de râle dans la poitrine, taches rosées, trente à quarante : gargouillement abdominal à gauche.

Douze sangsues au ventre, à gauche.

22. — Pouls dicrote, 80 ; langue plus humide, blanche, très-épaisse ; gargouillement, huit selles, un peu de céphalalgie sus-orbitaire, délire la nuit, inappétence, chaleur de la peau.

Lavement amilacé et opiacé, quatre quarts par jour ; eau de chêne pour tisane avec sirop de coing.

23. — Pouls dicrote, céphalalgie légère, surdité légère, langue toujours mauvaise, amère, couverte d'un enduit blanc qui se détache par morceaux : les gencives et le palais, couverts également d'un enduit qui ressemble à la matière caséeuse, commencent à se nettoyer par plaques ; trois vomissements bilieux, point de douleurs à l'estomac, au ventre ni aux jambes ; point de délire, sudamina sur la poitrine.

Lavements amilacés et opiacés, un verre d'eau de Sedlitz le matin, frictions camphrées.

24. — Pouls dicrote, 80. Sommeil mauvais, surdité légère, point de douleurs nulle part, respiration fétide, la langue se nettoie par plaques ainsi que le palais, les taches rosées persistent, des sudamina nombreux sont développés sur la poitrine et le ventre, gargouillement à gauche, selles, deux, liquides et jaunes.

Lavements émollients, eau de Sedlitz un verre, frictions camphrées sur ventre.

25. — *Idem.* Les sudamina ont disparu. On découvre une teinte rosée pâle, de bon augure, sous l'enduit muqueux qui se détache de la langue.

Eau de Sedlitz, vésicatoires aux jambes, frictions *ut suprà*, tisanes acidulées.

Du 26 au 29. — Même état. Le 29, un vomissement bilieux, pouls bon, langue un peu trop rouge et sèche.

Boissons plus abondantes.

1er Juillet. — Pouls bon, langue encore un peu lisse. Tous les autres accidents ont disparu. Convalescence.

Bouillon de poule, jus de pruneaux, deux cuillerées de lait soir et matin. La malade marche rapidement à la guérison.

*Nombre des cas.*

82 cas, 4 morts; 1 sur 20 1/2.

## RÉSUMÉ GÉNÉRAL

### DES FIÈVRES TYPHOIDES QUI FONT L'OBJET DES QUATRE CLASSES PRÉCÉDENTES.

FORME DE LA FIÈVRE.

| | | | | | |
|---|---|---|---|---|---|
| Fièvres malignes, | 25, | morts 8; | 1 sur | 3 1/8. | |
| Adynamiques, | 28, | 5; | 1 | 9 1/3. | |
| Muqueuses, | 82, | 4; | 1 | 20 1/2. | |
| Typhoïdes, | 100, | 9; | 1 | 11 1/9. | |
| | 235, | 24; | 1 sur 9 19/24. | | |

SEXE.

| | | | |
|---|---|---|---|
| Hommes, | 55, | morts 4; | 1 sur 13 3/4. |
| Femmes, | 53, | 3; | 1 sur 17 2/3. |
| Garçons, | 63, | 4; | 1 sur 15 3/4. |
| Filles, | 64, | 13; | 1 sur 4 2/13. |
| | 235, | 24; | 1 sur 9 19/24. |

AGE.

| | | | |
|---|---|---|---|
| Avant 15 ans, | 50 malades, | 4 morts; | 1 sur 12 1/2. |
| De 15 à 20 ans, | 48 | 4 | 1 sur 12. |
| 20 à 30 ans, | 44 | 9 | 1 sur 4 8/9. |
| 30 à 40 ans, | 38 | 3 | 1 sur 12 2/3. |
| 40 et au-dessus, | 55 | 4 | 1 sur 13 3/4. |
| | 235 | 24 | 1 sur 9 19/24. |

57 ont duré 15 jours.

80          21 jours.

48          de 21 à 28 jours.

41          de 28 à 42 jours.

7          de 42 à 60 jours.

2          de 60 à 70 jours.

235

Moyenne de la durée, 24 jours.

# ÉTIOLOGIE.

Il semble que l'étiologie de cette épidémie pourrait se résumer dans ces trois mots : *humidité, malpropreté, encombrement ;* si nous ne trouvions ces trois grands modificateurs, signalés dans toutes les épidémies, sans, cependant, se retrouver dans la totalité des attaques qui ont eu lieu ; peu de cas ont échappé à l'une de ces conditions. Il en est, cependant, quelques-uns, mais on les compte, tandis qu'on ne compte pas les autres.

Il ne s'en suit pas de là , cependant, que tous les individus qui se seront trouvés dans la catégorie de ceux qui ont été exposés à ces trois ordres de causes, aient tous dû contracter la maladie, non certes ; il a fallu encore une prédisposition, et comme cette prédisposition a toujours dû être inhérente à la forme du tempérament des individus , il a dû s'en suivre une variété très-grande dans la forme, l'intensité, et la durée de la maladie, et c'est, en effet, ce qui est arrivé.

Que nous faut-il entendre, d'abord, par la prédisposition? C'est la faculté que possède un être vivant, de développer telle affection plutôt que telle autre, soit spontanément, soit par des causes venant du dehors.

Ici, tout nous porte à croire que la maladie ne s'est pas développée spontanément ; elle existait depuis longtemps dans la ville voisine, à l'état sporadique, et les premiers cas ne se sont pas développés dans les villages le plus maltraités par l'épidémie, mais bien dans les villages voisins. La cause génératrice était extérieure ; peut-on l'appeler miasme typhoïque ?

Voyons maintenant, par rapport à la prédisposition, dans quel état elle a trouvé la population.

La prédisposition est de deux espèces : elle peut être inhérente à l'individu, elle peut venir des causes extérieures.

Quant à celle qui vient des causes extérieures, Hyppocrate y attachait une grande valeur ; aussi son idée s'est-elle répétée en plusieurs endroits. Je ne citerai qu'un de ses aphorismes : *In temporibus, quando, eâdem die, modo calor, modo frigus fit, autumnales morbos expectare oportet.* (Aph. 4, section III.)

Nous aurons à en chercher les agents dans la chaleur, le froid, la sécheresse, l'humidité et les modifications apportées, par leur manière d'être, dans les qualités de l'air, son électricité et sa pesanteur. Ils ont une grande valeur ; ce sont ces agents qui imprimeront à la maladie sa nature propre, bénigne ou maligne, mais combien il nous est difficile de pouvoir apprécier leur rôle, dans les diverses alternatives et combinaisons qui tour-à-tour viennent exercer leur action sur l'économie !

Un grand nombre de traités *ex professo* parlent des maladies ou de la prédisposition aux maladies apportées par chacun de ces agents ; j'y renvoie à cet égard. Je ferai seulement remarquer que les phases de la maladie ont été en rapport avec les prédispositions indiquées par les auteurs. Selon eux, 1° Le froid sec prédispose aux affections inflammatoires, etc. 2° Le froid humide amène l'atonie et l'adynamie. 3° Sous l'influence de la chaleur sèche, la digestion se dérange, l'appareil gastro-intestinal tout entier, et l'appareil hépatique sont modifiés ; par elle se développent les fièvres bilieuses, etc.

Eh bien ! voilà exactement les phases suivies par l'épidémie ; au commencement, apparence inflammatoire, pendant les froids secs de l'hiver 1846 ; ensuite arrivent les pluies du printemps ; la maladie prend la forme bilieuse qui, par les chaleurs sèches de l'été et par l'épuisement des forces qui en est la conséquence, a amené l'adynamie qui, au reste, a caractérisé, dès le début, l'épidémie tout entière, mais moins dans tout autre temps que pendant cette dernière période.

Parmi les prédispositions inhérentes à l'individu, celles qui se rattachent à l'épidémie qui a eu lieu nous offriront à considérer l'âge, le sexe, la constitution, le tempérament. Ici encore, je ne pourrais que répéter tout ce qui a déjà été dit sur ce sujet, je me contenterai donc de renvoyer à la statistique que j'ai dressée. Les faits parlent mieux que toutes les théories.

Parmi les prédispositions venant de l'extérieur, j'ai omis à dessein une d'entr'elles que je considère comme la plus importante ; c'est afin de pouvoir la considérer à part, comme la plus importante : c'est *l'alimentation*.

Il faut se rappeler sous quels auspices s'est annoncée l'année qui vient de s'écouler. La disette et la misère étendaient leur réseau hideux sur toute la classe pauvre et laborieuse ; d'un côté le blé trop cher n'était plus à sa portée, la nourriture fut composée d'orge, d'avoine, de pommes de terre, dont la qualité, tous les ans, empire d'une sensible manière ; de l'autre côté, le prix de cette mauvaise alimentation, devenu encore excessif, amenait un surcroît de peine et de travail.

Or, lisez tous les ouvrages de pathologie, vous y trouverez qu'une alimentation malsaine et insuffisante, jointe à de grandes et excessives fatigues, prédisposent aux affections typhoïdes, remarquables en plus par l'adynamie, et bien que, chez certains sujets, les fièvres aient débuté avec tous les symptômes d'une synoque inflammatoire, l'adynamie la plus profonde et la putridité sont venues presqu'aussitôt constituer les accidents les plus redoutables de la maladie ; et que l'on ne s'y trompe pas, *la modification introduite dans l'économie, par l'alimentation malsaine et insuffisante, a établi longtemps à l'avance une prédisposition à l'asthénie.*

J'ai lu, quelque part, que Grimaud fait une remarque bien digne d'intérêt ; c'est qu'en général les gens de la campagne, et tous ceux qui font une dépense excessive de forces, malgré les apparences d'une grande vigueur, sont disposés aux maladies adynamiques ; qu'il fallait conséquemment mettre une certaine mesure dans les évacuations de toute espèce.

Je regarderai donc, en résumé, comme cause éloignée, prédisposition venant de l'intérieur, *la mauvaise alimentation* et l'augmentation de travail ; comme cause prochaine, prédisposition venant de l'extérieur, la fièvre régnant déjà à l'état sporadique depuis quelque temps ; enfin, comme donnant la clé de son développement excessif, l'humidité, la malpropreté et l'encombrement qui existaient dans certaines maisons.

# TRAITEMENT.

Le traitement d'une maladie est la pierre de touche du médecin. L'école moderne a fait un pas immense en anatomie pathologique, la science du diagnostic est arrivée à une précision souvent mathématique; mais la thérapeutique, quoiqu'on ne puisse nier qu'elle aussi ait marché, est, cependant, restée de beaucoup en retard. Ses indications sont devenues plus satisfaisantes, en devenant plus rationnelles; mais les résultats définitifs ont-ils gagné beaucoup? guérit-on beaucoup plus, aujourd'hui, qu'on ne guérissait autrefois? Non; une saine doctrine, unie à un bon jugement, a toujours dû amener de bons résultats, et les jalons, posés d'une main ferme par le génie d'Hyppocrate et de son école, peuvent encore être regardés par le praticien philosophe comme un phare qui domine et éclaire toute cette vaste mer d'abimes et d'écueils.

Nous l'avons dit, de la prédisposition, condition essentielle à la maladie, découle, comme de source, et son développement et son mode de traitement.

Il y a une force inhérente à chaque individu, à chaque constitution : c'est le *vis medicatrix*, tendant à résumer l'action des forces vitales, pour rétablir ce *consensus* de tous les systèmes de l'économie, *consensus* sans lequel tout succès est vainement recherché. Juguler la fièvre typhoïde est donc un leurre en tant que l'on s'adresserait aux émissions sanguines, à la diète continue, ainsi qu'aux autres déperditions de toute espèce. Il y a un vieil adage, en médecine, qui dit : *ablatâ causâ, tollitur effectus;* détruisez pour juguler la maladie, détruisez auparavant le miasme typhoïdique répandu dans l'air ; détruisez la prédisposition apportée par l'âge, le sexe, le tempérament de l'individu, et encore aurez-vous ensuite, pour juguler la fièvre typhoïde, à obéir à cette force médicatrice qui est l'objet, il est vrai, de la modification apportée à la formule des saignées coup sur coup, par celle des saignées *quantum satis*, d'un célèbre professeur.

Gallien insiste surtout, dans le traitement des maladies, sur le principe du maintien des forces, tout le reste est secondaire. Cette considération doit fixer sérieusement l'attention du médecin, qui n'a pas à agir sur une matière inerte, mais sur une nature organisée susceptible de recevoir des agents extérieurs une influence qui devra être en proportion avec la force de réaction. Il ne faudra pas oublier que son rôle n'est pas tout passif. C'est l'organisation complexe de nos organes, et la manière d'apprécier leur action et leur réaction, qui ont donné lieu à tous les traitements expérimentés jusqu'à aujourd'hui.

Comment, en effet, s'y reconnaître au milieu de ces mille modes et variétés de traitement, chacun prôné exclusivement à tout autre? ne dirait-on pas qu'il a été donné à chacun de ces praticiens d'observer une catégorie isolée des mêmes maladies, en un même temps donné, sur des constitutions et des tempéraments toujours identiques, ou à peu près, de manière à leur permettre de formuler leur traitement *sinè quà non*? Ici, la formule des saignées coup sur coup, modifiée depuis par celle des saignées suffisantes, ce qui, soit dit en passant en dehors de toute appréciation, m'a bien l'air d'une arme à deux tranchants, de manière à toujours donner l'avantage à l'auteur de la formule qui pourra toujours alléguer, le cas échéant, il y a eu *trop* ou *trop peu* ; là, la médication expectante ; ailleurs les purgatifs salins continus ; d'un côté la médication éméto-cathartique, d'un autre la méthode ectrotique. Il n'y a pas jusqu'à l'hydrothérapie qui ait voulu s'introduire aussi dans le traitement de la fièvre typhoïde. M. Beau, dans un savant résumé de diverses épidémies qui eurent lieu à différentes époques, en divers endroits, parle des affusions froides, etc., avec un langage de si profonde conviction, qu'on ne peut s'empêcher de remercier l'auteur, tout en s'abstenant de sa méthode ; j'en parle toujours comme de méthode générale. J'ajouterai que l'auteur ne l'a regardée que comme un moyen adjuvant.

Comme dogmatiques, ces traitements ont chacun leur bon côté, et généralement ils en ont encore un meilleur : c'est celui de forcer le praticien à asseoir un jugement, et il n'en est point parmi les médecins, si peu qu'ils aient observé, qui n'aient reconnu isolément des cas singulièrement heureux dans des pratiques tout-à-fait opposées.

C'est seulement au lit du malade, qu'il est possible de formuler un traitement ; c'est au lit du malade, que s'ouvre le grand livre de l'observation ; c'est là qu'est la clé du traitement.

Il y a donc un grand nombre de modes de traitement, et cela ne peut pas être autrement, puisqu'il y a un grand nombre de modifications des maladies, des tempéraments, des constitutions, des temps et des lieux ; mais il n'y a *point* de méthode générale.

Le traitement est écrit au lit du malade, toute la science consiste à savoir y lire.

4.

Je ne veux point juger ici la pratique de mes confrères ; toute allusion serait l'œuvre d'un détracteur guidé par une mauvaise intention. Cependant, je veux justifier la mienne : j'ai plusieurs fois modifié mon traitement pendant le cours de l'épidémie. Eh ! c'est tout naturel : l'épidémie a suivi des phases diverses, et modifié elle-même la forme de son essence ; elle m'a dicté mon devoir, je n'ai fait que lui obéir. Aurais-je donc eu tort ?

Au début, l'épidémie a revêtu une forme franchement typhoïde, avec prédominence des symptômes inflammatoires, en apparence. La saignée, au début, pouvait-elle être utile ? Deux fois, au début, j'ai cru le reconnaître, et deux fois, la prostration immédiatement amenée, et suivie de délire, de soubresauts des tendons, carphologie, abaissement ou élévation extrème du pouls, et de tous les symptômes ataxo-adynamiques graves, a dû me faire renoncer à une médication qui menaçait de rendre ma pratique malheureuse.

Je fus à même d'apprécier la portée de cet aphorisme : *Naturam morborum ostendunt curationes*. La nature d'une maladie, son essence intime nous échappe ; mais la médication qu'il faudra suivre pour empêcher le développement des accidents qui pourront compromettre la vie du malade, c'est ainsi qu'il faut entendre le *naturam morborum*. Rien ne pouvait faire présumer que l'adynamie se cachât sous ces dehors de fièvre inflammatoire ; je crois encore rationnel l'usage de la saignée en cette occurrence. Mais, quand l'expérience fut venue démasquer la véritable *natura* de l'épidémie, non-seulement je dus y renoncer, mais même prévenir mes confrères des résultats probables de cette thérapeutique ; *vox in vanum* pour quelques-uns ; mais, pour moi, j'eusse regardé comme une action homicide l'emploi de la saignée dans le plus grand nombre des cas. Je dis le plus grand nombre, car il en est quelques-uns où la phlébotomie fut formellement indiquée, et où le succès est venu couronner une pratique hardie pour le moment. Je citerai, par exemple, un individu fortement constitué, 55 ans, saigné habituellement deux fois par an, qui m'offrit d'une manière si tranchée, au début, des symptômes inflammatoires, que trois saignées, de 400 grammes chaque, durent me faire justice de la maladie en 18 jours de temps, et, chez lui, au reste (je le dis pour bien caractériser la fièvre), il y eut taches rosées, sudamina, fuliginosité de la langue et des dents, gargouillement, diarrhées, épistaxis, etc. ; mais, chose inouïe, il n'y eut point d'adynamie, et le malade marcha rapidement de la convalescence à la guérison. Chez deux autres individus, je crus pouvoir, au début, modifier quelques symptômes par l'emploi de la saignée, et je réussis.

Mais ce furent des exceptions, mouvements inspirés au lit du malade, et la précision fut justifiée par le succès. Les deux premiers malades, qui furent affectés de la fièvre typhoïde, je le répète, tombèrent, au bout de trois à quatre jours, dans l'adynamie et l'ataxie la plus complète, dont ils ne purent se relever.

*Si vel minima suspicio aderit febris malignæ, cave à sanguinis missione, tanquam peste.*

S'il vous arrive à l'esprit le moindre soupçon d'une fièvre maligne, gardez-vous de la saignée comme de la peste. (BAGLIVI, liber I, p. 49.)

La nature de la fièvre s'était révélée ; j'aurais donc peine à comprendre la pratique de ceux qui ont saigné toujours et sans exception, si je ne voyais pas là, ou une aberration de jugement, ou un esprit de contradiction.

Je dus combattre les symptômes inflammatoires par de simples applications de sangsues, *loco dolenti,* aux masséters et à l'épigastre, à l'anus et aux chevilles, souvent opérant révulsivement sur les parties inférieures. Dès ce moment, je marchai dans une meilleure voie : de légers purgatifs salins répétés chaque jour, des boissons, le plus ordinairement froides, d'eau d'orge ; des lavements émollients et huileux, des *révulsifs* aux jambes, des frictions camphrées et cataplasmes émollients.

Voilà, pendant l'hiver de 1846 à 1847, les moyens qui m'amenèrent les meilleurs résultats.

A cette époque (avril 1847), l'épidémie prit une forme bien moins franchement inflammatoire ; les malades accusaient une légère céphalalgie, l'inappétence, fatigues générales, pouls dicrote, 40 à 60. La maladie n'était ni moins grave ni moins meurtrière.

Les applications de sangsues furent encore moins fortes et moins fréquentes, l'eau de Sedlitz fut moins facilement supportée, elle causait des superpurgations à la moindre dose, et s'accompagnait de soif vive et de nausées ; j'eus recours à l'administration de l'ipécacuanha, mais non au début, à doses fractionnées et continuées, trois à quatre jours de suite ; le quinquina me rendit d'éminents services, donné en décoction, 4 grammes pour un litre d'eau. Les vésicatoires ne furent plus employés à demeure ; mais volants, et remis à différentes reprises aux mollets, aux cuisses, aux bras quelquefois ; cet état persista environ jusqu'au mois de juillet 1846.

Mais, à cette époque, il y eut encore une modification de formes, et la maladie se présenta sous deux phases bien distinctes : la première, grave, terrible, emportait les malades en quatre à cinq huit jours, au plus, et excluait toute médication, ou, du moins, ne cédait à aucune. Le pronostic, constamment mortel dès la première vue, n'était modifié par aucune médication. Cet état s'annonçait par un facies hyppocratique, au début, poussière noire dans les fosses nasales, respiration suspirieuse, prostration générale, tension et ballon-nement très-grand du ventre, et pouls à 140, 150, 160; enfin, semblable à celle que j'ai prise pour type dans mon observation n° 5.

L'autre forme, presque constamment favorable entre mes mains, fut mu-queuse, semblable à celle de l'observation n° 7.

Ici, les sangsues durent être proscrites généralement, l'eau de Sedlitz fut entièrement défavorable, le quinquina encore davantage. L'ipécacuanha, à dose vomitive, au début, pendant huit jours de suite, me donna les meilleurs résultats, aidé de quelques doses d'huile de ricin, une cuillerée par jour; de lavements huileux, de vésicatoires volants et de tisanes émollientes.

Au 15 octobre 1847, deux à trois malades seulement me restaient, nou-vellement attaqués.

Maintenant, j'ai à appeler l'attention sur quelques faits que j'ai pris isolé-ment, pour les soumettre à une médication qui a retenti à l'Académie des sciences, et fut annoncée comme devant produire des résultats avantageux. Les pommades mercurielles (se sont dit les auteurs) font disparaître promptement les taches rosées lenticulaires; ne pourrions-nous pas, à l'intérieur, trouver une préparation mercurielle assez efficace pour agir sur les ulcérations intesti-nales, etc., le sulfure noir de mercure fut proposé. Les résultats en furent jugés très-favorables.

Dans ces circonstances, je fus appelé pour le cas suivant :

D^lle C. Toussaint, demeurant à Brion, 20 ans, constitution moyenne, tempé-rament nerveux, bien réglée, et jouissant habituellement d'une bonne santé.

Malade depuis huit jours, s'est plaint seulement de maux de tête et maux de jambes, diminution de l'appétit, quelques frissons au commencement.

Appelé à cette époque, 12 octobre 1847, la malade est alitée, le facies hyp-pocratique, nuages devant les yeux, vertiges, surdité, mâchoires serrées, langue et gencives couvertes d'un enduit noir et gluant, la langue reste oubliée sur les lèvres après avoir eu beaucoup de peine à sortir de la bouche, vomis-sements de matières noirâtres et verdâtres, soif vive, inappétence, diarrhée colliquative et involontaire ainsi que les urines, ballonnement, gargouillement étendu du ventre, légèrement douloureux à droite; épigastre insensible, point de taches, peau sèche, chaude ; point de toux ni d'expectoration, râle sibilant en avant, des deux côtés ; dyspnée extrême, rougeur de la face, yeux brillants, délire presque continuel, soubresaut des tendons, carphologie la nuit, prostration très-grande, stupeur, renversement du globe oculaire. Pouls 140 ; isochrone aux battements du cœur qui n'offre aucun bruit anormal.

En présence d'un état aussi grave, le diagnostic était facile, et le pronostic devait être réservé.

Je mis en usage le traitement préconisé à l'Académie des sciences, par M. Serres. Diète, boissons émollientes, quatre grammes de sulfure noir de mercure, en 50 pilules, et pour cinq jours ; frictions mercurielles sur l'abdomen, 60 grammes en huit jours. Sous l'influence de cette médication, les symptômes formidables, après s'être maintenus encore pendant quatre jours, commencèrent à céder.

Le premier effet qu'il me fut possible de constater, deux jours après le commencement du traitement, fut de ramener la peau à une moiteur douce, et de donner (comme on pourrait être loin de s'y attendre) une certaine consistance aux selles qui diminuèrent, et se tinrent à trois ou quatre par jour ; la dyspnée, la stupeur, la décomposition des traits de la face, durèrent encore cinq jours ; la surdité disparut ; la langue et les dents, au bout de quatre jours, perdirent petit à petit leur enduit ; les vomissements disparurent ainsi que le délire ; les soubresauts et la carphologie, le ballonnement du ventre et le gargouillement persistèrent encore pendant dix jours ; au bout de ce temps, survint une éruption de sudamina extrêmement confluente, la malade recouvrit immédiatement l'appétit que je ne dus satisfaire qu'avec une modération extrême ; aujourd'hui, six novembre, la malade se lève, mange et traverse une convalescence heureuse. Elle n'a été soumise à aucune autre médication.

Cette observation, prise jour par jour au lit de la malade, ainsi que toutes les maladies que j'ai dû soigner, doit sérieusement attirer l'attention des praticiens, car cette maladie fut une des plus dangereuses que j'aie vues, et je n'aurais pas hésité à la pronostiquer mortelle : aucune des malades antérieures à celles-ci, et toutes ayant succombé, n'ayant présenté un ensemble de symptômes plus formidables. C'est donc, je l'avoue et je le proclame hautement, à l'administration du sulfure noir de mercure, que doit être attribuée cette guérison presque miraculeuse, avec l'aide, toutefois, d'une constitution heureuse chez la personne qui en fait le sujet.

Frappé d'un succès aussi inattendu, je choisis parmi mes malades un autre cas.

C'est le suivant :

Bernard Bogé, 29 ans, constitution forte, tempérament sanguin, bien portant habituellement, tombé malade le 20 septembre 1847. Face rouge très-prononcée, pâleur de l'ovale inférieur du visage, céphalalgie violente, brisement des membres, maux de reins, langue blanche, rouge sur les bords et la pointe; envies de vomir, deux vomissements bilieux, verdâtres; douleurs d'estomac et de ventre, point de selles, ventre ballonné, pouls 108. Rien du côté de la poitrine.

Six sangsues aux apophyses mastoïdes, diète, boissons émollientes, lavements et cataplasmes émollients.

Le lendemain, même état.

*Prescription.* — Quatre grammes de sulfure noir de mercure, en 50 pilules, dix par jour, une par heure. Pendant deux jours, il y a persistance de tous les symptômes; mais, le troisième jour, le pouls tombe à 90; le ventre se détend, il y a quatre selles liquides, très-infectes; la langue est entièrement blanche, le mal de tête diminue; le quatrième jour, le pouls tombe à 75, pour se relever un peu tous les soirs; la diarrhée augmente, les selles sont involontaires. Je fais suspendre le sulfure noir de mercure, le pouls continue à diminuer, 60; les selles diminuent, le ventre est indolore et souple, la langue se nettoie. A partir de ce jour, tous les symptômes vont toujours en diminuant : au bout de dix-huit jours de maladie, le malade est en pleine convalescence.

Ainsi, voici un autre cas où le tempérament sanguin de l'individu semblait indiquer des émissions, sanguines, et qui, sans autre médicament, cède, comme par enchantement, à la seule administration du sulfure noir de mercure; et qu'on ne se figure pas que le cas était léger : c'était encore un de ceux qui commandaient le plus d'inquiétude.

J'ai depuis expérimenté sept autres cas de fièvre typhoïde, forme muqueuse, avec taches rosées lenticulaires, et le cortége des symptômes indiqués au numéro 7 de mes observations-types, et j'ai constamment vu la maladie menée à bon port, dans l'espace de quinze à vingt jours; j'avoue, cependant, que, sur ces sept cas, six étaient ce que je regarde comme de moyenne intensité, un, seulement, était grave; j'ajouterai encore que j'arrivais à la fin de l'épidémie.

Chaque fois que j'ai administré le sulfure noir de mercure, il a agi comme purgatif doux, et je pouvais en varier les effets à volonté; je l'ai employé dans des cas où la langue était sèche, quelquefois noire, d'autres fois rouge, d'autres fois blanche, et je n'ai pas trouvé de contre-indication : constamment le mal de

tête a diminué, le pouls a baissé, le ventre s'est détendu pendant son administration qui était faite seule.

En somme, tous les malades que j'ai traités, sur la fin de l'épidémie, par le
sulfure noir de mercure, l'ont été concurremment avec d'autres cas d'égale
intensité, ou à peu près, traités par les moyens rationnels employés auparavant,
et j'affirme que, toujours, l'avantage a été pour ceux traités par le sulfure
noir de mercure; la maladie a toujours été moins longue, et les symptômes
ont disparu plus rapidement.

Ma confiance s'est tellement établie en l'efficacité de ce médicament, que,
chez un malade qui n'y avait pas été soumis, Félix Lamousse, la maladie, au
bout de trente-six jours, augmentait rapidement et menaçait d'enlever les der-
nières chances de salut; des vomissements, presque continuels, de matières
noires et verdâtres, épuisaient le malade; le pouls était à 120; en dernier res-
sort, j'administrai le sulfure noir de mercure : les vomissements cessèrent
dans la journée, et la convalescence commença à s'établir, six jours après.
Quand le pouls fut revenu à 100, où il est resté jusqu'au parfait rétablissement,
le malade prit seulement quinze à vingt pilules. Je laisse ce fait à l'appréciation
des praticiens.

Ici, doit trouver sa place l'histoire des maladies concomitantes, qui toutes
ont pris le cachet de l'épidémie, et ont demandé de profondes modifications
dans le traitement qu'il est d'habitude de suivre pour ces affections :

5 pleuropneumonies,

2 phtysies arrivées à leur troisième degré,

Et 4 bronchites capillaires générales.

La première pleuropneumonie se présenta au commencement de l'épidémie,
caractérisée par tous les symptômes propres à cette affection; elle occupait
une très-grande étendue, au moins les quatre cinquièmes inférieurs du poumon droit. Elle existait sur un homme de 40 ans, fortement constitué, d'un
tempérament bilioso-sanguin.

Je fus appelé, au début. Je pratiquai, dans l'espace de trois jours, et selon
l'indication du pouls, quatre saignées d'environ quatre cents grammes. Le
sang fut constamment couenneux; mais, à un tel point, que je conserve encore, desséchée, la couenne de la quatrième saignée, qui a au moins deux milli-
mètres d'épaisseur. Je fis une application de douze sangsues, j'appliquai des
vésicatoires *loco dolenti*. Le cinquième jour, les crachats du malade devinrent
noirs. Toute douleur avait disparu, mais le pouls à 120, la voix brève, l'œil

inquiet et de profondes inspirations fréquemment répétées, entretenaient chez moi de graves inquiétudes. Il existait une gangrène du poumon ; le malade mourut au huitième jour.

Mais, quand l'épidémie eut fait élection de domicile dans nos pays, j'eus à traiter quatre autres pleuropneumonies ; toutes les quatre à intervalles différents, mais parfaitement caractérisées et ayant l'air bien franches. J'avais eu un échec, à la première qui s'était présentée; j'en compris parfaitement la cause, et j'administrai, cette fois, au début, l'émétique à la dose de quatre grammes dans un litre de bouillon, à prendre d'heure en heure, dans le courant de la journée. Tous les symptômes s'amendèrent très-rapidement. Il y eut tolérance.

Le troisième cas était tellement tranché, que je crus encore devoir débuter par une saignée et une application de sangsues; mon malade n'allait pas bien, le râle crépitant augmentait d'étendue. J'administrai, comme la seconde fois, l'émétique à la même dose et de la même manière, et la pleuropneumonie prit une marche décroissante; l'individu guérit. Il n'y eut pas tolérance.

Les deux autres cas furent également heureux; mais je mis de côté la saignée, pour me borner à l'administration de l'émétique qui fut toléré.

Maintenant, j'avoue qu'en aucun autre temps l'émétique, dans une pleuropneumonie, ne me rendit de services semblables. Il faut attribuer la justesse de sa convenance à l'influence, à la modification apportée à la constitution générale des individus par la constitution épidémique.

Chez deux phtysiques, les gencives se couvrirent d'un enduit blanc caséeux, les symptômes gastro-intestinaux augmentèrent d'intensité, et il me sembla que leur fin fut précipitée d'au moins quelques mois.

Une grande partie, 187, de mes malades présentèrent, dans le second septenaire, des complications de bronchite capillaire. Je n'ai point à en parler, elle fut ce qu'elle est ordinairement; mais quatre de mes malades m'offrirent, au début, les symptômes d'une bronchite capillaire générale ; en avant, en arrière, en haut, en bas, un râle sibilant très-marqué, la respiration double de fréquence, le pouls 120 à 150, les lèvres et les muqueuses cyanosées, des menaces de suffocation, un cortége de symptômes, enfin, qui faisaient présager une catastrophe prochaine. Eh bien ! après sept ou huit jours, tous ces symptômes, chez tous les quatre, ont disparu sous l'influence de l'emploi de l'extrait gommeux d'opium à haute dose, 0,05, par heure. Les symptômes d'une fièvre typhoïde succédèrent à ces bronchites, et se terminèrent favorablement ; j'employai l'eau de Sedlitz à la dose d'un verre tous les matins.

Encore une réflexion, maintenant, concernant le traitement. Les masses, la population entière était dans une appréhension voisine de la stupeur. Le traitement devait également agir sur le moral, en rassurant chacun, soit sur la contagion, soit sur la malignité du mal ; *vitam impendere vero*. La vérité coule de source ; c'est un devoir de signaler l'empressement généreux et l'activité infatigable du desservant de la commune de Belan, M. l'abbé Euvrard, pour porter la consolation de sa parole à tous les malades indistinctement, ce qui, joint aux charités *secrètes* et sans nombre que mon ministère m'a seul mis à même de pouvoir percer et apprécier, lui a acquis des droits à la reconnaissance publique et à l'estime générale.

## DE LA DIÈTE.

La diète constitue un des moyens les plus efficaces et les plus nécessaires à une bonne direction de la maladie : c'est peut-être le seul point sur lequel à peu près tous les praticiens se trouvent d'accord ; et c'est avec raison, car dans tout organe affecté, le repos de cet organe est une des conditions constantes de la guérison. Quand même les nécropsies ne nous auraient pas mis à même d'apprécier la gravité des désordres du tube digestif, les désordres fonctionnels nous mettraient à même de les soupçonner ; ainsi, l'état de la langue, les douleurs de ventre et d'estomac, le gargouillement, les vomissements, la diarrhée nous rappelleraient, à tous les instants de notre examen, que c'est dans les organes digestifs qu'il faut chercher une partie des phénomènes morbides qui sont soumis à notre appréciation ; la diète la plus absolue est donc de rigueur. Mais combien de temps devra-t-elle durer ? Il n'y a pas de temps à limiter à cet égard, la diète devra être subordonnée à l'état des forces du malade. J'ai pu remarquer, cependant, que plusieurs fois la convalescence se trouvait infiniment retardée par la prolongation de la diète ; chez plusieurs de mes malades, j'ai vu des vomissements survenir en même temps qu'il y avait inappétence ; vers la fin du troisième ou du quatrième septenaire, les vomissements se renouvelaient quelquefois quatre à cinq fois par jour, et consistaient en matières glaireuses, et la maladie restait stationnaire. Voici, à cet égard, quelles sont les règles que je me suis tracées : jamais ne forcer le malade, car c'est lui qui, pour les trois quarts des cas, vous guide dans l'administration

5.

des premiers aliments. Mais, quand les symptômes les plus alarmants se sont dissipés , que la maladie suit une marche rétrograde , que le pouls , ce grand régulateur de la machine, a pris un rhytme qui commence à se rapprocher du rhytme normal et naturel, je n'hésite pas, malgré l'inappétence, malgré les vomissements, malgré une petite diarrhée qui pourraient persister, je n'hésite pas, dis-je, à conseiller quelque nourriture ; et j'ai vu, plusieurs fois, un notable amendement dans ces symptômes, une prompte amélioration dans l'état général du malade, et, enfin, la convalescence s'établir entièrement.

Combien de temps la diète peut-elle être maintenue? Je ne veux pas résoudre cette question, car c'est toujours l'état du malade qui peut la résoudre ; seulement, je dirai qu'une fois, j'ai cru devoir la maintenir (bien malgré moi) jusqu'à soixante-dix jours, et que la malade (c'était une femme) est parfaitement bien portante.

Quant aux dangers qui existent à rompre intempestivement la diète, je n'en parlerai pas ; elle est à l'index dans tous nos auteurs.

J'en ai eu plusieurs exemples, entr'autres celui d'un malheureux jeune homme, forgeron, bien constitué, et d'un tempérament bien équilibré, qui éprouva, tout d'un coup, les symptômes ataxiques les plus graves, après l'ingestion, à la dérobée, d'une omelette et d'un verre de vin à la fin du premier septenaire, et qui mourut à la fin du troisième. Un autre encore, homme fortement constitué, dans une position sociale au-dessus de la moyenne, bon gré, mal gré, voulut manger ; j'eus beau mettre mon veto , il passa outre. Des symptômes ataxiques très-graves se manifestèrent, surtout du côté de la face, où il y eut des mouvements convulsifs ; il éprouva des soubresauts des tendons, carphologie, délire, etc. Le docteur Bourée fils fut appelé avec moi ; nous décidâmes l'emploi de la pommade mercurielle , et notre individu échappa presque miraculeusement aux suites de son incartade.

Il n'est pas besoin, au reste, de s'appesantir sur les accidents qui peuvent survenir par suite d'un écart de régime ; c'est une chose sue, convenue et professée par tous les auteurs. Mais ce qui n'est pas généralement su, c'est qu'elle devient quelquefois nuisible beaucoup plus tôt qu'on ne le pense. Et une des choses desquelles j'ai eu le plus à me louer, c'est d'avoir, quand il n'existait pas de symptômes alarmants, donné tous les jours, de temps en temps, quelques cuillerées d'un bouillon léger, ou quelques cuillerées de lait coupé.

# PRONOSTIC.

Le pronostic a dû presque constamment être réservé, au commencement ; le peu de gravité des premières atteintes du mal, la sécurité qu'il fallait établir dans l'esprit général, nous en faisaient un devoir, quand même notre perspicacité eût pu percer le voile épais de l'avenir.

Il est, cependant, un certain nombre de cas où l'habitude pouvait classer assez facilement les cas, en cas légers, moyens ou graves.

Dans un cas léger, le malade conservait assez de force pour se tenir levé pendant quelque temps ; le facies était naturel, quoique le dessous du nez fût toujours d'un blanc mat et nacré. L'enduit blanc et muqueux existant sur les gencives était facile à enlever, et la muqueuse sous-jacente était d'une couleur rose de bon augure (remarque juste de M. Ferrand, de Châtillon). Le pouls ne dépassait pas 80 à 90.

Dans les cas moyens, quoique la figure fût tirée, qu'il y eût une profonde altération des traits de la face, ce n'était pas encore le facies hyppocratique. Le malade ne pouvait pas se tenir debout ; la langue était tremblante, gercée, fendillée, sèche, rouge ; l'enduit des gencives était difficile à détacher ; il y avait un espèce de frémissement musculaire ; le pouls était ou à 35, 40, 50, ou à 90, 100, 110 ; la stupeur était marquée.

Enfin, dans les cas graves, au début, il y avait des pertes subites de connaissance, la figure était profondément empreinte du cachet hyppocratique, la vue était voilée, la stupeur était profonde, quelquefois on pouvait remarquer de petites taches pétéchiales autour des yeux ou du nez ; il y avait une résolution insolite de tous les membres, et une position particulière de la tête qui faisait un angle presque droit, par rapport à l'axe du corps ; enfin, le pouls était tantôt intermittent, tantôt petit, dépressible, à 120, 140, 160 pulsations, et au début ; certes, à ces caractères, il n'était pas difficile de prévoir le mode de terminaison de la maladie.

Je l'ai dit plus haut, quand un des phénomènes naturels de la maladie n'arrivait pas à l'époque présumée ordinaire, on pouvait prononcer hardiment, soit une recrudescence, soit au moins une prolongation de la maladie. Il m'est même arrivé quelquefois, pour provoquer une éruption de sudamina que j'attendais, de faire envelopper le malade de couvertures chaudes, l'éruption arriver à souhait, et le malade s'en trouver parfaitement bien, la fièvre qui précède toute éruption, venant à tomber quelquefois sur-le-champ.

En général, j'ai reconnu comme défavorables les épistaxis et les règles arrivant à la fin du troisième septenaire ; comme pronostic, les variations de forme et de couleur, même d'innervation de la langue, ont eu peu de portée.

La maladie s'est comportée, par rapport à l'âge, comme les auteurs le rapportent ordinairement ; la plus grande fréquence et la plus grande gravité ont eu lieu de 18 à 25.

Il y a eu, après, un égal nombre de malades de l'un et l'autre sexe ; mais la gravité a été d'une force bien plus grande chez les filles que chez les garçons, et le tempérament a eu peu d'influence sur la fréquence, mais sur la gravité.

Une circonstance toute particulière, c'est que tous les cas les plus graves se sont présentés chez les jeunes filles mal réglées ou chloratiques.

Deux fois seulement, j'ai vu apparaître des parotidites ; une fois à la fin du troisième septenaire, je la regardai comme critique ; une autre fois au trente-cinquième jour, elle fut suivie de la mort.

J'ai généralement regardé, comme d'un bon augure, l'apparition des abcès ; 47 individus en furent affectés tous vers la fin de la maladie, excepté un seul : sous une apparence presque nulle, quelques-uns, quoique ne datant que de deux ou trois jours, pouvaient contenir jusqu'à un verre de pus ; une femme en eut au moins un cent.

Trois malades devinrent comme imbéciles ou idiots à la fin de leur maladie, mais leur intelligence revint avec la nourriture ; une jeune fille est restée en cet état pendant trois semaines, quoique jouissant d'un assez bon appétit qu'elle contentait.

En résumé, le résultat général de ma pratique a été de :

255 malades, 24 morts ; 1 sur 9 19/24 ; tout près de 1 sur 10.

Elle a donc été assez heureuse, car la moyenne des pertes, donnée par les auteurs, est de 1 sur 5.

FIN.

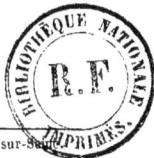

Imprimerie de F. LEBEUF, à Châtillon-sur-S...